AF312482

Publications de **l'Union Médicale**, Août et Septembre 1855.

DE

L'ÉTAT TYPHOÏDE

ET DE

LA FIÈVRE TYPHOÏDE.

PAR LE DOCTEUR A. CHAPELLE
(D'ANGOULÊME)

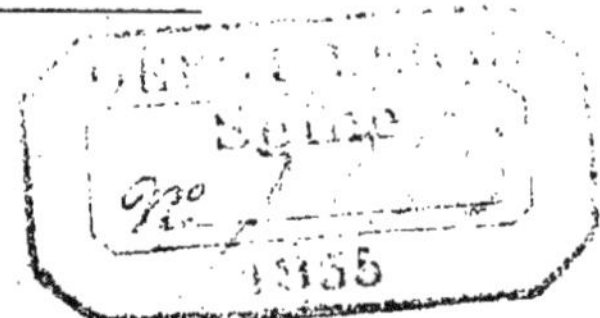

Je traite ici de la maladie qui, avec l'affection tuberculeuse, fait chaque année, en Europe, le plus de victimes humaines.

Pour les médecins modernes, la fièvre typhoïde fait partie de cette entité morbide si vague et si complexe qu'on appelle phlegmasie, irritation, inflammation.

Dans leur langage figuré, les anciens avaient considéré les phénomènes morbides où l'on perçoit plus de chaleur, où l'on trouve plus de rougeur et plus d'activité circulatoire comme soumis à une sorte d'incandescence, comme exposés à l'action du feu, du phlogistique. Ces idées, empruntées au monde inorganique, ont disparu aujourd'hui devant les sévérités de la science. Mais les mots sont restés; et l'appellation com-

1855

mune a entraîné la conformité de traitement. La rougeur hypertrophique ou ulcéreuse des follicules de l'intestin, l'état fébrile général ont suffi, aux yeux des médecins, pour légitimer la nature inflammatoire de l'affection typhoïde et appeler sur elle le torrent antiphlogistique créé par l'imagination des hommes. Nous sommes, en médecine, à une époque à peu près correspondante aux temps où, en chimie, on confondait sous le nom d'acide tout ce qui corrode et qui brûle.

C'est en quittant les vieux sentiers du phlogistique tout encombrés d'ornières, en considérant la maladie typhoïde comme unité morbide distincte, spécifique, qu'elle apparaît à l'étude clinique sous un jour tout nouveau, et que j'ai été conduit à puiser dans la matière médicale un agent efficace, de facile administration, pour remplacer le traitement meurtrier des émissions sanguines et des exutoires.

De même que l'intermittence existe souvent sans fièvre, de même que l'état saburral se montre à l'état apyrétique comme à l'état pyrétique, sans que ces divers aspects fassent perdre à la maladie son individualité propre, son aptitude à céder à la même médication; de même il existe un état typhoïde sans fièvre ou compliqué d'un appareil fébrile plus ou moins intense, que le même mode de traitement fait également disparaître.

En rappelant leurs souvenirs, tous les praticiens reconnaîtront avoir vu des malades qui présentaient les caractères suivans :

Dès le début, diminution notable ou perte complète d'appétit; pesanteur d'estomac et parfois même vomissement après le repas; la langue, rouge à la pointe et sur les bords, est d'une largeur et d'une épaisseur ordinaire, recouverte à sa face supérieure d'un enduit poisseux, grisâtre, qui s'invisque aux dents et au palais. Cet enduit tend souvent à prendre une consistance sèche et à revêtir une coloration brunâtre. L'haleine n'exhale d'ordinaire aucune odeur forte, fétide. La soif est nulle ou peu considérable ; les urines sont généralement sédimenteuses et laissent déposer au fond du vase qui les contient une couche de matières d'un blanc sale formée par de l'acide urique amorphe mêlé d'un peu de mucus. Quant aux selles, elles sont très souvent diarrhéiques et d'une grande fétidité ; lorsqu'elles sont liquides, leur couleur est d'un gris jaunâtre ou noirâtre, et des grumeaux blanchâtres nagent au sein de leur masse.

L'affaiblissement de l'action musculaire devient manifeste, prononcé dès le premier jour de l'affection. Si le malade peut parfois vaquer à une partie de ses occupations, faire chaque jour une courte promenade, ou remplir des quarts de journée s'il est ouvrier, souvent aussi sa lassitude est si grande qu'il fait difficilement quelques pas. Il est très sujet aux vertiges, surtout dans la position debout. Sa marche est alors chancelante, comme celle d'un homme pris de vin. Le regard perd très souvent de son expression et prend un caractère de stupeur plus ou moins prononcé. Tout travail de l'esprit devient pénible et difficile. Le malade accuse des douleurs à la tête, surtout aux régions temporale et frontale, où la sensation est ordinairement gravative. Le vertige accompagne fréquemment cette céphalalgie, mais quelquefois il arrive que le vertige est remplacé par un bruissement dans les oreilles. La région lombaire est aussi le siége de douleurs qui se manifestent sous la forme contusive. A la région précordiale se développe parfois aussi une douleur sourde ou constrictive. Généralement, toutes ces sensations douloureuses augmentent le soir ; en même temps, la lassitude devient plus prononcée et le malade est obligé de se coucher de bonne heure.

Chaque jour le malade se lève quelques heures seulement ou toute la journée. Souvent il n'éprouve de fièvre ni dans le jour, ni dans la nuit. Le pouls, plus dépressible ordinairement qu'à l'état normal, est de 70 à 80 pulsations par minute. La peau est généralement sèche et paraît plus chaude que dans l'état de santé. Si le jour est complètement exempt de fièvre, il arrive parfois que le soir, à l'entrée de la nuit ou au milieu de la nuit, le patient éprouve une accélération de la circulation, la peau devient plus chaude, la lassitude, la soif, la céphalalgie augmentent. Cet état fébrile léger se fait sentir une ou plusieurs heures, puis cesse à l'arrivée du jour. Le sommeil est lourd et troublé par des rêvasseries pénibles. Dans le cours de la maladie apparaissent parfois de légères épistaxis. J'ai eu occasion de voir, au mois dernier, un jeune chirurgien de marine attaché à la fonderie de Ruelle, qui, au seizième jour d'une maladie semblable à celle dont je parle, a été pris d'une hémorrhagie intestinale abondante.

Voilà un appareil morbide, dont la durée est de quinze jours à deux mois, qui reproduit les symptômes de la fièvre typhoïde à l'état prodromique. Pendant tout le cours de son évolution, cette maladie est apyrétique ou à peu près apyrétique, et permet à la personne qui en est affectée de vaquer à une partie de ses occupations ou au moins de rester levée une partie de la journée. C'est ce que j'appelle l'*état typhoïde*. L'état typhoïde et la fièvre typhoïde ne sont qu'une même maladie, dont la forme et la gravité seules varient ; à part leur intensité, les caractères morbides restent les mêmes dans l'un et l'autre cas : disposition à la diarrhée et au rendement de matières alvines fétides, anorexie, état poisseux de la bouche, langue rouge à sa pointe et sur les bords, aptitude hémorrhagique des muqueuses, parfois présence de pétéchies sur le tronc, céphalalgie avec vertiges ou bruissement d'oreilles, disposition des traits de la figure à prendre l'état de stupeur, courbature générale, urines sédimenteuses.

L'état typhoïde se montre surtout dans les temps et dans les lieux où règne la fièvre typhoïde. Il est compris par les médecins modernes dans cette classe morbide si vague qu'on appelle courbature, embarras gastrique, etc... Contrairement à l'état saburral où l'haleine exhale une odeur fétide, où la langue est large, épatée, dépourvue de rougeur, recouverte sur toute sa surface d'un enduit jaunâtre et pâteux, l'état typhoïde n'éprouve aucune modification thérapeutique par l'usage des vomitifs ou des purgatifs salins. Cette maladie est ordinairement sans gravité et se termine heureusement d'elle-même, si elle n'est pas troublée dans son cours par de grandes imprudences commises par le malade. Toutefois, à mesure qu'elle dure, la prostration augmente, l'amaigrissement se prononce, et la mort peut en être la conséquence si le médecin appelé à donner des soins s'acharne à combattre la douleur locale ou la modification cérébrale par de fortes émissions sanguines.

Cet état morbide a attiré, pour la première fois, mon attention au mois de novembre 1852. Un de mes parens, dont les occupations actives exigeaient la présence sur plusieurs points, fut pris alors de la maladie dont je viens de parler; il était sans appétit, la soif médiocre; il éprouvait après le repas une disposition à vomir; les boissons fades, appelées émollientes, comme la tisane de chiendent, de riz, déterminaient à l'épigastre une sensation de plénitude, de pesanteur, et provoquaient la formation de matières gazeuses qui s'échappaient par éructations ou produisaient des borborygmes; il eut deux faibles épistaxis dans l'espace de quinze jours; la langue, rouge sur presque toute sa surface, était recouverte d'un enduit grisâtre et poisseux ; elle devint sèche et croûteuse après six semaines de maladie. Les matières fécales, d'un vert foncé, étaient diarrhéiques et très fétides ; les urines légèrement rouges et très sédimenteuses ; ventre tendu et un peu douloureux à la région hypogastrique ; céphalalgie gravative le soir surtout. Le faciès exprimait de la stupeur et les sens étaient obtus ; il restait levé une grande partie de la journée, faisait plusieurs fois le tour de sa chambre, mais la marche était lente et mal assurée ; il éprouvait, quand il était debout, des vertiges tels qu'en marchant il était parfois obligé de prendre un point d'appui sur la muraille ; lassitude générale ; affaiblissement musculaire prononcé dès le début. Le pouls était mou, parfois irrégulier, avait de 70 à 80 pulsations par minute dans le jour ; le soir, le nombre des pulsations ne dépassait pas 90 ; sommeil prolongé la nuit, mais souvent troublé par des rêves pénibles. Désireux de faire promptement sortir ce malade de cet état, j'employai successivement les purgatifs salins, la rhubarbe, les bains généraux, l'eau de Vichy, les tisanes amères. Je n'obtins aucun résultat utile de ces médications. J'eus recours, en dernier lieu, à l'usage du goudron liquide en tisane et en lavement. Dès le second jour, il y eut une amélioration notable, et dès le troisième jour, l'appétit commençait à se faire sentir ; les selles avaient perdu leur fétidité, la céphalalgie était à peu près nulle, et le sommeil redevenu calme.

Frappé de cet heureux et prompt résultat, j'ai cherché dès lors à suivre les effets de cette médication dans l'état typhoïde et dans la fièvre typhoïde. Depuis deux ans et demi j'ai pu l'expérimenter sur une échelle assez vaste ; et l'épidémie typhoïde que nous avons traversée dans l'automne de 1854 et dans l'hiver de 1854-55 m'a permis d'apprécier toute la valeur du traitement que je préconise. Je suis arrivé à cette conclusion que : si le goudron liquide ou goudron des pharmacies n'est pas un spécifique tout à fait aussi certain contre la maladie en question que le sulfate de quinine contre la maladie intermittente, et le sulfate de magnésie contre la maladie saburrale, il est incontestablement l'agent le plus efficace qui ait été indiqué contre la maladie typhoïde.

Le goudron liquide doit être administré à l'intérieur sous la forme de tisane et sous la forme de lavements. — La tisane se prépare par macération de la manière suivante : on prend 60 grammes environ de goudron liquide qu'on met dans un vase de la capacité d'un litre environ; on le remplit d'eau chaude; après un contact de quelques heures, le malade commence à boire de ce liquide, et à mesure qu'il en prend, on a soin de verser dans le vase une égale quantité d'eau ordinaire, de telle sorte que cette dose de goudron suffit pour constituer la boisson qui sert pendant toute la durée du traitement. — Quant aux lavemens, voici leur mode de préparation : on mêle et on bat ensemble un ou deux jaunes d'œufs, suivant leur grosseur, avec une cuillerée à bouche de goudron liquide; puis ou délaye ce mélange dans trois quarts environ de litre d'eau tiède. Ce liquide sert ordinairement pour deux lavements.

Le malade doit boire de la tisane autant qu'il le pourra. Quant aux lavements, il importe d'y insister d'autant plus qu'on éprouve du dégoût pour la tisane; il faut faire en sorte que l'intestin en contienne toujours une certaine quantité. Quelquefois on est obligé d'en administrer 6, 8, 10 dans les vingt-quatre heures. Si le malade est pris de diarrhée, l'usage de ces lavements la fait promptement cesser.

Il arrive que, dans l'espace de deux ou trois jours, l'usage simultané de ces lavemens et de cette tisane triomphe de l'état typhoïde. La fièvre typhoïde, de moyenne intensité, appelé généralement fièvre muqueuse, demande, pour sa disparition, près du double de temps. La fièvre typhoïde proprement dite, quelle que soit sa forme, est vaincue dans ses phénomènes essentiels dans l'espace de huit à dix jours. En suivant rigoureusement ce seul traitement, on voit chaque jour la peau perdre de sa sécheresse et de sa chaleur, la langue s'humecter et se dépouiller de ses rugosités, le ventre présenter moins de tension et de sensibilité, le sommeil devenir plus calme, les matières fécales acquérir une odeur de plus en plus normale et les facultés digestives se réveiller de leur torpeur.

Quand il n'existe qu'un simple état typhoïde, la tisane seule peut suffire à opérer la guérison ; mais lorsque la perturbation générale augmente, que la réaction fébrile se montre avec intensité, que les désordres fonctionnels arrivent à un haut degré, il faut, pour vaincre ces désordres, une dose plus forte de médicament que dans l'état apyrétique. L'emploi continu des lavements sera alors d'une nécessité indispensable. Toutefois, quand la poitrine ou la tête ont été le théâtre d'une perturbation violente, la disparition des phénomènes propres à la fièvre typhoïde ne fait pas cesser subitement ces complications. Ces désordres fonctionnels disparaissent d'eux-mêmes et peu à peu, ou bien exigent l'intervention ultérieure d'un traitement approprié à la perturbation morbide.

Exemples d'états typhoïdes traités par la médication goudronneuse.

I. — Le 22 décembre 1854, je fus appelé au village des Boissières, commune d'Angoulême, pour voir les deux frères Thomas, dont l'un, Eugène Thomas, âgé de 18 ans, était malade depuis cinq semaines. Dès le début de sa maladie, il avait éprouvé du dégoût pour les alimens, des envies de vomir et même des vomissemens après avoir mangé. A la grande prostration des forces venait s'ajouter un étourdissement si prononcé, que lorsque le malade était debout, il était obligé de prendre un point d'appui sur les objets placés près de lui, pour pouvoir garder l'équilibre. Céphalalgie frontale manifeste, le soir surtout. Le jour, la peau ne présentait pas de chaleur anormale ; mais à l'entrée de la nuit, la fièvre survenait sans être précédée de frissons, et durait une partie de la nuit, avec rêvasseries pénibles. La langue était visqueuse, rouge sur les bords et sur presque toute sa surface. Soif nulle le jour, un peu prononcée le soir. Depuis près d'un mois, il était pris de diarrhée, et faisait chaque jour trois à quatre selles liquides, très fétides, d'une couleur jaune grisâtre, où nageaient des pellicules blanchâtres. Le ventre était tendu, un peu douloureux à une forte pression, et présentait un peu de gargouillement à la fosse iliaque droite. Les urines étaient rouges et très sédimenteuses. Je constatai trois taches pétéchiales sur le ventre.

Je lui prescrivis la tisane et les lavemens de goudron, suivant le mode précédemment indiqué. Dès le troisième jour, la diarrhée était arrêtée, le liquide qu'entraînaient les lavemens avait perdu toute fétidité. Le 26 décembre, lors de ma visite du matin, il manifesta un peu d'appétit, le regard avait repris sa vivacité normale, et la nuit précédente avait été calme et sans fièvre. Il mangea deux soupes et du riz sans en éprouver la moindre incommodité. Le 30, il pouvait se promener librement hors de chez lui. Depuis, sa santé a été excellente.

II. — L'autre frère, Pierre Thomas, tailleur de pierres, âgé de 20 ans. Le 15 décembre, il fut pris, sans cause appréciable, de lassitude, de douleur obtuse à la tête et aux lombes, se coucha le soir sans manger et sans éprouver de phénomènes fébriles. Le sommeil de la nuit fut parfois troublé par des rêvasseries pénibles. Le 16, il se leva vers dix heures du matin, la tête lourde avec vertiges ; bouche gluante ; anorexie complète ; pas de fièvre. Il prit un potage et le vomit une demi-heure après. Le soir, il éprouva un peu de diarrhée bilieuse et très fétide. La nuit du 16 ou 17 fut sans fièvre ; mais il éprouva des rêvasseries et un peu de cauchemar.

Le 17 et les jours suivans jusqu'au 22 où je le vis, il ne présenta pas de fièvre, mais il avait la bouche sèche et glutineuse et du dégoût pour les alimens. Soif médiocre ; céphalalgie prononcée, surtout le soir. Il vomissait souvent les potages qu'il prenait. Chaque jour, il restait levé cinq à six heures de suite. Quand il marchait, il sentait les jambes fléchir et la tête tourner. Les matières alvines qu'il rendait étaient

liquides, bilieuses, avec grumeaux d'un blanc grisâtre. Elles présentaient une telle fétidité, qu'on était obligé de brûler du sucre dans l'ap-
partement où elles séjournaient quelques instans. Les urines étaient
jumenteuses et répandaient également une odeur forte.

Je vis le malade le 22, à neuf heures du matin. La figure avait perdu
de sa mobilité et de son expression ; la peau moite, avec chaleur à peu
près normale ; pouls à 70, dépressible ; langue un peu sèche et visqueuse, rouge à la pointe, et ne présentait qu'un piqueté rougeâtre sur les
bords ; haleine sans fétidité ; le ventre était tendu, un peu douloureux
à la région épigastrique et à la fosse iliaque droite, où existait un gargouillement notable. Pas de pétéchies ni de sudamina. Les urines et les
fécès dans l'état précédemment indiqué.

Même prescription qu'à son frère. Ce même jour, il prit trois lavemens. Il rendit le premier aussitôt qu'il fut administré. Il garda le
second de midi à cinq heures du soir. Une fois rendu, on lui en fit
prendre un autre qu'il conserva toute la nuit. Il commença à boire de
sa tisane à trois heures du soir. La nuit fut sans fièvre. Sommeil assez
calme ; mais comme d'ordinaire, le matin, au réveil, il éprouvait de la
lourdeur de tête et une disposition à l'assoupissement.

Le 23, il but dans la journée plus d'un litre de tisane qu'il trouvait
conforme à son goût. Il reconnaissait qu'elle lui désempâtait la bouche
à mesure qu'il en prenait. Je le vis à dix heures du matin, il venait de
rendre le lavement qu'on lui avait donné de très bonne heure. Le ventre était notablement moins tendu et moins douloureux que la veille.
Pas de fièvre ; pouls à 68. La langue était encore visqueuse. Il prit un
lavement à onze heures du matin, qu'il garda jusqu'à cinq heures du
soir. A six heures, on lui en administra un nouveau qu'il garda fort avant
dans la nuit. Dès le soir, il éprouva moins de céphalalgie et moins de
lassitude. Il prit à quatre heures un peu de potage qu'il ne vomit pas. La
nuit fut plus calme que la précédente, et sans fièvre.

Le 24, il but abondamment de sa tisane, prit deux lavemens, l'un à
huit heures du matin, qu'il garda jusqu'à quatre heures du soir, et
l'autre qu'il garda presque toute la nuit. Il resta levé huit heures con-
sécutives, n'éprouva que très peu de céphalalgie, prit deux potages avec
plaisir qu'il digéra facilement. Les selles moins fétides ; la nuit fut plus
calme ; le sommeil non troublé par des rêves pénibles.

Le 25, il resta levé tout le jour. Le facies avait repris son expression
ordinaire. Il sentit de l'appétit, mangea deux soupes et un peu de viande.
La langue avait perdu de sa viscosité ; le ventre était devenu indolent
et les urines à peine troubles. Il prit encore deux lavemens goudron-

neux le jour, but de sa tisane avec abondance. La nuit fut très bonne.
A partir de ce moment, il cessa l'usage des lavemens ; mais il continua,
pendant six jours consécutifs, à prendre de la tisane de goudron. Dès
lors sa guérison était complète ; il put reprendre, quatre jours après,
ses travaux ordinaires, qu'il n'a pas cessés depuis.

III. — François Lasalle, 36 ans, propriétaire-cultivateur au village de
Bourbouzac, commune de Lhoumeau-Pontouvre, près Angoulême. Le
1er janvier 1855, en portant vendre du lait à la ville, il fut pris, dans
le trajet, de lassitude générale et de céphalalgie gravative. Il put vaquer
à toutes ses occupations de la journée, mais se coucha le soir un peu
plus de bonne heure que d'habitude. Il était sans appétit, la bouche
sèche et gluante. Le lendemain et les jours suivans, loin d'éprouver
de l'amélioration, il se sentit encore plus accablé. L'appétit était nul.
Quand il avait mangé il éprouvait un gonflement épigastrique. La
bouche sèche et empâtée. Soif médiocre ; céphalalgie frontale sans
étourdissement marqué. Pas de fièvre dans la journée ; mais, à partir
de minuit jusqu'au jour, le corps devenait chaud. Sommeil continu
dans la nuit avec rêvasseries et sensation légère d'oppression. Constipation dès le début de la maladie ; il n'allait à la selle que tous les trois
ou quatre jours. Le ventre était tendu ; les urines, épaisses et sédimenteuses, répandaient une odeur forte et un peu fétide. Il restait levé à peu
près tout le jour, pouvait se promener en dehors de chez lui, mais
éprouvait promptement de la fatigue.

Sa femme vint me consulter le 23 janvier. Je crus, sur ses indications,
que le malade était pris d'état saburral et je prescrivis 45 grammes de
sulfate de magnésie à prendre en une fois dans un bol de bouillon
d'oseille. Il en résulta cinq selles diarrhéiques, très infectes. Mais la maladie ne fut en rien modifiée ; l'inappétence persista comme auparavant.
Même lassitude, même sécheresse et même état visqueux de la bouche.
La céphalalgie gravative continue ; les forces allèrent en diminuant ;
toute tension de l'esprit devint difficile et pénible. Le 26 janvier, le malade eut un léger saignement de nez.

Le 2 février, je fus appelé près de lui. Voici quel était son état : pouls
à 70, développé, mais dépressible ; le facies exprime de la stupeur ; la
peau, légèrement humide, me paraît un peu plus chaude qu'à l'état normal. Anorexie complète. Tout aliment pèse à son estomac. La tisane
d'orge et de chiendent qu'il prend détermine, à la région épigastrique,
une sensation de tension et une production gazeuse. La langue, rouge
sur les bords et à la pointe, est légèrement recouverte, à son milieu,
d'un enduit jaune-grisâtre et un peu croûteux. L'haleine n'exhale aucune

odeur fétide. La soif est médiocre. Depuis trois jours la constipation est revenue. Le ventre, généralement ballonné, est un peu douloureux à la pression dans les régions épigastrique et hypogastrique. Les urines sont rouges, épaisses, et répandent une odeur forte. Pas de toux. L'auscultation de la poitrine ne révèle aucune altération. Au milieu de la nuit, le malade éprouve de la chaleur à la peau et un peu de sueur visqueuse. Dans le jour il reste levé depuis neuf heures du matin jusqu'à l'entrée de la nuit. Il prend, par raison, un peu de nourriture qui se réduit à un peu de bouillon et de potage. Chaque jour il fait une courte promenade, mais est obligé de s'asseoir fréquemment.

Prescription : lavemens et tisane de goudron.

Pendant trois jours consécutifs, il reçut trois lavemens par jour qu'il gardait chaque fois plusieurs heures. Les matières fécales qu'il rendait étaient fétides. Il but de sa tisane avec plaisir et presque avec avidité. Elle flattait son goût, et il sentait, disait-il, un mieux-être à mesure qu'il en faisait usage. Dès le premier jour qu'il en but, la sécheresse de la bouche diminua, la tension épigastrique fut moins prononcée, et le ventre ne fut plus le siége de borborygmes. Il ne prit de sa tisane que dans la soirée, et deux jours après, le 5, il éprouva un peu d'appétence; il mangea deux potages sans ressentir de difficultés pour la digestion. Le sommeil fut plus convenable, et pas de chaleur anormale à la peau pendant la nuit. Le 6, il mangea presque comme à son ordinaire. Au bout de huit jours de ce traitement, il put reprendre ses occupations ordinaires.

IV. — Le 24 février 1855, je fus appelé, rue de Beaulieu, n° 33 bis, pour voir Mme veuve Fournier, âgée de 54 ans. Dans les derniers jours du mois de décembre dernier, elle fut prise de lassitude générale, d'inappétence, de bouche gluante, de pesanteur de tête et de vertiges. Au bout de deux jours de cet état, elle remarqua que ses urines étaient épaisses, jumenteuses. Les selles, légèrement diarrhéiques, exhalaient une odeur fétide. Pas de fièvre. Comme à l'entrée de l'hiver elle avait éprouvé une douleur pleurodynique gauche qui avait cessé depuis près de trois semaines, cette douleur reparut avec son caractère obtus dès les premiers momens de la maladie. La nuit, sommeil continu, lourd, avec rêvasseries. Elle restait levée toute la journée, mais ne pouvait vaquer qu'incomplétemeut à ses occupations.

Elle était malade depuis six semaines quand je fus appelé à lui donner des soins. La figure exprimait de l'anxiété mêlé de stupeur ; le teint était légèrement ictérique, la bouche dans un état poisseux, la langue, d'une largeur et d'une épaisseur normales, était rouge sur une grande partie de la surface. Pas de fétidité de l'haleine. Elle mangeait chaque jour sans appétit.

Je lui conseillai, pour unique traitement, l'usage de la tisane et des lavemens de goudron et la continuation de son alimentation ordinaire. Elle prit chaque jour deux à trois lavemens qu'elle gardait plusieurs heures et but de sa tisane avec plaisir et avec abondance. Dès le troisième jour elle remarqua une amélioration notable ; son appétit commençait à revenir, la bouche présentait moins d'empâtement, moins de lassitude, sommeil plus calme. Les matières fécales étaient encore fétides et le ventre présentait un peu de tension. J'insistai de nouveau sur les lavemens et la tisane de goudron. Le 2 mars elle vint me voir et me dire que l'appétit était revenu, qu'elle mangeait sans éprouver de dérangement dans les voies digestives, que la muqueuse buccale avait perdu son état poisseux et qu'elle se sentait débarrassée de sa courbature. Depuis, son état s'est maintenu. Seulement, par rares intervalles, dans les changemens atmosphériques et lorsqu'elle éprouve de la fatigue, elle ressent encore sa douleur pleurodynique gauche.

Entre l'état typhoïde apyrétique ou à peu près apyrétique et la fièvre typhoïde proprement dite, où l'appareil fébrile est continu et revêt les caractères les plus graves, il existe un *état intermédiaire* qui participe de ces deux formes de la maladie typhoïde. C'est ce que les auteurs ont décrit sous les noms de fièvre typhoïde intermittente, rémittente, pseudo-continue. Et quoique niés par presque tous les médecins actuels, ces aspects intermittens de la maladie existent dans la réalité. En voici deux exemples que je trouve dans mon recueil d'observations :

I. — Pierre Dumaine, 13 ans, pensionnaire chez M. Raballet, rue Froide. Le 17 février 1855, à l'étude du matin, il éprouva une sensation de lassitude généra e, de la céphalalgie frontale, l'attention promptement fatiguée, la bouche sèche et empâtée. L'appétit disparut, et il ne prit qu'un peu de bouillon dans le cours de la journée. Il se coucha de bonne heure, n'éprouva pas de fièvre la nuit, mais eut un sommeil souvent interrompu par des rêves pénibles.

Le 18, il se leva à onze heures du matin, sans fièvre, éprouvant une sensation prononcée d'accablement. La douleur de tête persistait, et il présentait un peu d'hébétude dans le regard. La langue était sèche, un peu poisseuse, comme la muqueuse buccale ; les urines étaient légèrement rouges et sédimenteuses. Vers trois heures du soir, il éprouva de la chaleur à la peau, une plus grande prostration des forces, et la fièvre continua toute la nuit jusqu'au lendemain matin à neuf heures. Je lui prescrivis 32 centigrammes de sulfate de quinine qu'il prit à neuf heures et demie du matin. La fièvre vint le soir de la même manière : sans frisson, sans bâillemens, sans pandiculations.

Le 19, même accablement, même anorexie, pas de soif jusqu'au moment où la fièvre arriva. Les urines plus sédimenteuses que la veille. Ventre légèrement tendu, peu douloureux à la pression. C'est à trois heures et demie du soir que le malade éprouva plus de soif, plus de chaleur à la peau, et la fièvre persista jusqu'au lendemain à huit heures environ du matin, avec un peu de loquacité la nuit.

Le 20, l'état général est à peu près le même que le jour précédent. Le pouls, à neuf heures du matin, marquait 78 ; le soir, à six heures, il battait 110. Comme il y avait trois jours qu'il n'avait pas été à la selle, je lui prescrivis 36 grammes de magnésie qu'il prit dans la matinée. Il en résulta cinq selles diarrhéiques, bilieuses et infectes. Je le vis le soir, à six heures, son état était à peu près le même que la veille. La fièvre était venue vers quatre heures, et sans frissons, comme les jours précédens ; elle dura jusqu'au lendemain matin vers dix heures.

Le 19, le 20, le 21, le malade resta couché dans la journée. Il se levait seulement quelques minutes pour donner le temps de faire son lit. La langue avait son épaisseur et sa largeur ordinaires, mais elle était poisseuse et rouge à sa circonférence, en même temps recouverte à son milieu d'une couche jaune-grisâtre. Quand il était debout, il sentait les jambes fléchir et éprouvait des étourdissemens. Anorexie complète. Je n'ai découvert sur la peau ni sudamina, ni pétéchies. Le ventre avait conservé sa tension après l'effet purgatif. Le 21, la fièvre se montra à deux heures de l'après-midi, et dura jusqu'au 22, à neuf heures et demie du matin.

C'est le 22 que je commençai le traitement au goudron. L'enfant éprouva un peu de répugnance pour la tisane ; cependant il put en boire jusqu'à trois verres par jour. Quant aux lavemens, il en prit pendant quatre jours consécutifs, de trois à six dans l'espace de douze heures. Il en recevait un toutes les fois qu'il venait de faire une selle.

Le 22, la fièvre arriva avec la même intensité que la veille et dura à peu près le même nombre d'heures. Mais, dès le lendemain, le ventre eut moins de tension ; et vers le soir, la bouche était devenue moins sèche et moins poisseuse. Le 23 et le 24, la fièvre ne vint qu'à l'entrée de la nuit et moins intense que les jours précédens.

Le 25, l'appétit commença à se faire un peu sentir. Le malade prit un léger potage vers midi et n'en éprouva aucune incommodité. Les selles avaient perdu de leur fétidité et le facies avait repris de sa vivacité. La nuit du 25 au 26 fut calme, et la fièvre fut presque nulle.

Le 26, il se leva quelques heures, mangea avec plaisir un potage. Ses parens étant venus le voir ce jour-là, ils l'emmenèrent chez eux pour terminer sa convalescence. Mais le temps étant pluvieux, le malade se mouilla dans le voyage. Le soir, il éprouva de la fièvre avec frissons, et pour la première fois dans sa maladie, un peu de toux. Le médecin du voisinage fut appelé le lendemain matin ; et comme il voyait un peu de fièvre, et comme, d'autre part, il venait d'apprendre que le malade avait eu une fièvre typhoïde où l'on s'était abstenu de toute émission sanguine, il crut de son devoir de faire une application de sangsues au bas-ventre. L'enfant perdit beaucoup de sang et fut sur le point d'éprouver une syncope. Malgré le traitement, le rétablissement fut rapide ; car le 4 mars, il se promenait librement dans la maison. Depuis, sa santé s'est toujours maintenue dans un très bon état.

II. — Léon Durand, 22 ans, rue Traversière-des-Capucines. Le 29 décembre 1854, le matin en se levant, il fut pris de lassitude, de céphalalgie, de malaise général, de dégoût pour les alimens. Il ne mangea que de la soupe et éprouva un peu de pesanteur épigastrique après cette ingestion. Cependant il put vaquer tout le jour à ses occupations ordinaires. Le soir, il se coucha sans rien manger et plus tôt que d'habitude. Pas de fièvre ; lassitude très grande. Le matin, au réveil, il éprouva une grande pesanteur de tête, de la somnolence et un peu de vertiges. La bouche était empâtée ; anorexie complète ; urines sédimenteuses.

Cependant, il resta levé de neuf heures du matin jusqu'à quatre heures du soir, et fit sa demi-journée avec beaucoup de peine. Au moment où il se mit au lit, il éprouva des frissons qui durèrent près d'un quart d'heure, sans bâillement. Aux frissons succéda une vive chaleur, et le sommeil fut agité ; il se tournait et se retournait dans son lit, prononçait quelques paroles à demi-voix. Au milieu de la nuit, il fut pris de transpiration et mouilla une chemise.

Le 31, au jour, en se réveillant, il se trouva sans fièvre ; mais la céphalalgie, l'anorexie, la bouche gluante, l'accablement persistaient. Il se leva à neuf heures du matin et ne se coucha qu'à deux heures de l'après-midi. Il ne prit dans le jour qu'un peu de soupe et de bouillon qu'il ne vomit pas. La soif peu considérable. Vers cinq heures du soir, il fut pris de frissons intenses, sans bâillemens ni pandiculations, et de douleurs contusives aux membres et dans les articulations. Puis la peau devint très chaude, et le sommeil de la nuit fut troublé par des rêvasseries pénibles. Comme la nuit précédente, la peau devint moite. La fièvre cessa au lever du soleil.

Dans les trois premiers jours de janvier 1855, l'état du malade resta sensiblement le même. La fièvre venait vers trois heures, quatre heures, quatre heures et demie du soir avec frissons et douleurs articulaires contusives. La céphalalgie gravative, qui était permanente, augmentait alors : rêvasseries la nuit, et transpiration pendant la période fébrile. La fièvre cessait vers huit heures du matin. Le jour, il n'éprouvait pas de symptômes de fièvre, mais il ressentait une très grande lassitude, du dégoût pour les alimens, céphalalgie avec vertiges ; peu de soif ; bouche gluante ; urines rouges et sédimenteuses. Chaque jour, il faisait une selle demi-liquide et très fétide.

Je fus appelé pour la première fois le 4 janvier. Je le vis à dix heures du matin. Le pouls dépressible, développé, était à 72. Le facies exprimait de la stupeur, tandis qu'il présente de l'exaltation, au dire des parens, dans les premières heures de la période fébrile. La peau me parut un peu plus chaude qu'à l'état normal. La langue, qui conservait sa largeur et son épaisseur ordinaires, était sèche et un peu croûteuse à son milieu, rouge à sa circonférence. Haleine fade. Quand le malade fait aller les mâchoires, il sent dans la bouche un léger état glutineux. Anorexie complète. Le ventre était tendu, un peu douloureux à la pression ; gargouillement manifesté à la fosse iliaque droite ; urines rouges et très sédimenteuses ; les matières alvines liquides avaient été jetées à cause de leur extrême puanteur ; quelques pétéchies à la peau, mais des sudamina nombreux vers les hypochondres et près des régions claviculaires. L'état d'anorexie et l'état glutineux de la bouche faisaient penser au malade qu'il avait besoin d'être purgé. Sur sa demande réitérée, je lui prescrivis 40 grammes de sulfate de magnésie qui amenèrent cinq selles liquides, fétides, bilieuses où nageaient des corpuscules blanchâtres. Mais la bouche resta aussi poisseuse qu'auparavant, l'anorexie continua, et la fièvre vint le soir, vers cinq heures, avec les mêmes caractères que la veille.

Le 5, l'accablement était très grand. Il ne put rester levé que deux heures dans la journée. Voulant juger du caractère intermittent de la maladie, je prescrivis 40 centigrammes de sulfate de quinine et 1 centigramme d'opium brut en poudre qu'on mêlerait ensemble. A dix heures du matin, le malade prit ce paquet, en deux reprises, à un quart d'heure d'intervalle chaque fois, dans du pain azyme. Il en éprouva un peu de pesanteur d'estomac, mais ne le vomit pas. Le soir, la fièvre revint, vers les cinq heures, de la même manière que la veille, seulement avec une notable diminution dans les frissonnemens. Mais l'agitation, la moiteur de la peau furent aussi considérables.

Le 6, la prostration était très grande. Il resta couché toute la journée. Même état que les jours précédens. C'est alors que je lui prescrivis la tisane et les lavemens de goudron, et le soir, lors de l'approche de la fièvre, une cuillerée à bouche de sirop diacode.

On ne commença l'administration des lavemens qu'à deux heures de l'après-midi. Il en prit trois dans la soirée ; et la cuillerée de sirop diacode qu'il but dans un peu de tisane béchique calma son agitation de la nuit. Mais la chaleur de la peau et la transpiration cutanée persistèrent.

Le 7, il commença l'usage de la tisane goudronnée, qu'il but avec assez de répugnance. Six lavemens lui furent administrés dans la journée, parce qu'il les rendait peu de temps après les avoir pris. La selle qu'il fit le soir amena l'expulsion de trois vers lombricoïdes. Le ventre devint moins tendu et moins sensible à la pression. Mais la fièvre arriva à l'entrée de la nuit, avec une intensité à peu près égale à celle des jours précédens. Seulement le sommeil fut plus calme.

Le 8, il prit cinq lavemens. Il ressentit moins de sécheresse de la bouche ; le ventre était devenu souple. On remarqua que les selles, qui étaient encore fétides, l'étaient notablement moins. Le soir, la fièvre vint vers les quatre heures et demie, sans frissons. Peu de moiteur à la peau dans la nuit ; le malade dormit tranquille, sans être tourmenté par des rêves. Les urines rouges et encore sédimenteuses.

Le 9, il prit quatre lavemens : deux le matin et deux le soir. Le dégoût pour les alimens avait disparu. La bouche avait perdu une très grande partie de son caractère poisseux. La langue était devenue plus humide. Il prit avec plaisir un potage qu'il digéra facilement. La fièvre vint vers les six heures du soir, mais fut moins forte qu'auparavant. La nuit fut calme.

Le 10, le malade se trouvant beaucoup mieux, causa longtemps avec un de ses amis et se fatigua. Le soir, la fièvre vint plus forte que la veille, mais le 11, je lui prescrivis un repos complet qui fut observé. Les lavemens et la tisane de goudron furent continués comme les jours précédens. Il mangea dans la journée deux potages sans en éprouver la moindre incommodité. La nuit, il ne se ressentit pas de fièvre, le sommeil fut tranquille.

On continua le lendemain encore la médication goudronneuse ; la fièvre ne revint plus, l'appétit persista et quelques jours après il reprenait ses travaux habituels.

Exemples de fièvres typhoïdes graves traitées par la médication goudronneuse.

I. — Adeline Lafond, âgée de 10 ans, demeurant au village des Joyeux, près le faubourg Saint-Cybord. Elle était alitée depuis neuf jours, quand je fus appelé le 20 septembre 1854.

Trois jours avant de garder le lit, elle se plaignait de fatigue générale, de céphalalgie, et mangeait sans appétit. Le soir, en revenant de l'établissement où elle travaillait, elle éprouvait un peu de fièvre qu'elle gardait toute la nuit. Le troisième jour, elle fut obligée de quitter son travail à midi, se rendit avec peine au domicile de ses parens, qui habitent le voisinage. Elle se mit au lit sans pouvoir se lever le lendemain, ainsi que les jours suivans. Depuis lors, la fièvre fut continue et les phénomènes morbides allèrent en s'aggravant. Le 15 septembre elle eut une hémorrhagie nasale assez abondante qui cessa d'elle-même, pour se reproduire dans la nuit. Alors l'adynamie devint très prononcée et l'hébétude s'accrut.

Quand je vis la malade, elle présentait un état de stupeur très manifeste ; elle était constamment plongée dans la somnolence. J'étais obligé de crier très fort pour me faire entendre et la faire sortir de sa torpeur. Elle ne répondait à mes questions que par monosyllabes. Les narines étaient pulvérulentes, la langue et les dents fuligineuses. Je remarquai quelques taches pétéchiales sur le ventre. L'abdomen était tendu et présentait du gargouillement à la fosse iliaque droite. Les matières alvines rendues par la malade étaient presque liquides, d'un gris-verdâtre et extrêmement fétides. Les urines présentaient une coloration rouge et un dépôt sédimenteux. La peau était chaude, sèche ; et le pouls, dépressible, *bis feriens*, battait 120.

Je prescrivis la tisane et les lavemens de goudron. L'ordonnance fut presque aussitôt exécutée. Dans la journée du 20 septembre, on lui fit prendre quatre lavemens : le premier fut rendu presque aussitôt qu'il fût administré ; les trois autres furent gardés chacun trois heures au moins. Dans la nuit on lui en fit prendre un cinquième.

Le 21, à peu près même état que la veille ; seulement, je constatai un peu moins de tension du ventre. Elle but abondamment de sa tisane, et prit trois lavemens dans la journée , qu'elle garda chaque fois plusieurs heures.

La nuit du 21 au 22 fut calme. Les nuits précédentes, elle présentait des marmottemens, dont elle fut exempte cette nuit-là.

Le 22, la surdité était aussi prononcée que les autres jours, mais la stupeur des traits avait manifestement diminué. Un peu moins de sécheresse à la peau. Pouls à 115, dépressible. La bouche présentait un état visqueux un peu moins considérable. La langue à peu près aussi sèche que la veille.

Le 23, le regard offrait un peu d'animation. Ventre souple, non douloureux à la pression. La peau avait un peu perdu de sa sécheresse ; la langue commençait à devenir un peu humide. Pouls à 108, plus régulier que les jours précédens.

Le 24, amélioration générale notable. Quoique la surdité fût prononcée, la figure exprimait plus de vivacité que les jours qui avaient précédé. La bouche moins sèche et moins poisseuse. Pouls à 95. Elle prit avec plaisir deux bouillons dans la journée. L'amélioration alla se continuant chaque jour. Le 30 septembre, la malade se leva pour la première fois trois quarts d'heure environ. On ne cessa les lavemens que le premier octobre. La tisane fut continuée quelques jours encore. Le 5 octobre, la convalescence était si avancée, que l'enfant put faire quelques pas en dehors de la maison, appuyée sur le bras de sa mère.

II. — Louise Lauran, âgée de 16 ans, domiciliée faubourg Lhoumeau, impasse Callaud. Le 1er novembre 1854, étant en bon état de santé, elle se rendit au cimetière de la ville, distant de 3 kilomètres environ. En revenant, elle se trouva très fatiguée. Elle se plaignit le soir de céphalalgie et de lassitude ; la bouche sèche. Elle mangea moins que d'habitude. La nuit fut cependant assez calme et sans fièvre. Mais le lendemain et les jours suivans, l'inappétence devint complète ; elle éprouva un peu de diarrhée, une sensation de brisement de tout le corps et de céphalalgie gravative. Elle restait cependant levée toute la journée et pouvait vaquer à une grande partie de ses occupations. Le soir, vers les cinq heures, elle éprouvait de la fièvre qui durait toute la nuit, avec rêvasseries pénibles. Cet état dura ainsi, sans changement notable, jusqu'au 8 novembre.

Mais le 8 au matin, la malade ne put se lever. La fièvre était devenue continue, les traits de la figure exprimaient la stupeur. Dans la nuit du 8 au 9, elle prononça à demi-voix des paroles incohérentes. La bouche était devenue très glutineuse et les selles d'une grande fétidité. Le 9, elle eut une épistaxis assez abondante. L'affaiblissement général fut dès lors plus prononcé. Dans la nuit du 9 au 10, elle urina sous elle sans s'en apercevoir.

Je fus appelé à lui donner des soins le 10 au matin. Le facies, vu dans son ensemble, présentait un caractère de stupeur, et cependant le regard avait de la vivacité. La malade répondait assez nettement à mes questions. Elle n'accusait d'autre douleur qu'à la tête. La langue était rouge et recouverte, à son milieu, d'un enduit jaune-grisâtre. Un liseré d'un brun-grisâtre existait autour des gencives. L'ouïe était obtuse. Le ventre, légèrement tendu, était douloureux au palper, surtout à la fosse iliaque droite, où je perçus un gargouillement manifeste. Des taches pétéchiales se montraient aux hypochondres et vers l'épigastre. Pouls à 112, mou et ondulant; la peau chaude et sèche.

Je prescrivis la tisane et les lavemens de goudron d'après la formule ordinaire. Les lavemens furent administrés de manière à ce que la malade en eût toujours un. Quant à la tisane, elle s'en dégoûta dès le deuxième jour, et on fut obligé de lui donner, comme boisson, une décoction d'orge et de gomme.

Le 11 et le 12, elle rendit encore un peu de sang par le nez. La surdité devint si grande, qu'à peine on pouvait se faire entendre même en criant. Elle urinait sous elle et rendait des matières alvines sans s'en apercevoir. La nuit elle était agitée : elle parlait, gesticulait, appelait à haute voix des personnes qu'elle n'avait pas vues depuis longtemps. Elle reconnaissait à peine les parens qui s'approchaient de son lit.

Le 13, le 14, le 15, l'état de la malade resta sensiblement le même.

Le 16, une légère amélioration commença à se faire sentir. La peau présenta un peu moins de sécheresse, l'affaissement devint moins considérable. Elle se mit un peu mieux en rapport avec les hommes et les choses. Mais la surdité persista, et l'évacuation des matières excrémentitielles continua à avoir lieu en dehors de sa volonté. Un peu moins de délire dans la nuit du 16 au 17.

Pour la première fois elle demanda à uriner dans la journée du 18. Les urines rendues étaient rouges et très sédimenteuses. Le facies présentait encore de la stupeur ; la surdité persistait. Mais le ventre était à peine tendu et non douloureux. La peau un peu moins chaude. Le pouls à 100, mou et dépressible.

La malade resta jusqu'au 22 sans éprouver un changement bien notable dans son état. Mais alors le délire cessa, la nuit fut calme, la physionomie reprit de son expression, la langue devint humide, le pouls moins fréquent et plus régulier. Chaque jour on augmentait la quantité de bouillon, qu'elle prenait et qu'elle supportait très bien.

Le 25, on la leva pour la première fois pour faire son lit. Une fois debout, elle sentit ses jambes fléchir, la figure devint d'une pâleur extrême : elle fut sur le point d'éprouver ude syncope. Aussitôt on l'assit sur un fauteuil et elle fut prise d'hallucinations : elle croyait voir autour d'elle des personnes et des choses qui ne s'y trouvaient pas. Les objets réels qui s'offraient à sa vue étaient aperçus doubles ou comme écornés. Les pupilles étaient largement dilatées. Le soir, elle éprouva un peu de frissons et une toux sèche, de la fièvre avec rêvassseries pénibles. Mais le lendemain, 26, au moment où je la vis le matin, la fièvre avait entièrement disparu. Instruit de ce qui était arrivé la veille, je prescrivis le séjour au lit jusqu'à ce que les forces fussent devenues plus grandes. Je fis cesser alors les lavemens de goudron. Dans le cas où la toux et les frissons reviendraient le soir, je conseillai l'usage du sirop diacode à la dose d'une cuillerée à bouche. L'administration de ce sirop eut lieu le soir, vers cinq heures. Les frissons et la toux furent arrêtés, et la nuit fut calme. Le lendemain, elle prit deux potages, qu'elle trouva bons et qu'elle digéra facilement.

Le 30, elle put se lever, resta deux heures hors de son lit, se sentit encore très faible, mais n'eut pas de syncope ni d'hallucinations. L'appétit étant bon, les forces revinrent rapidement; car, le 7 décembre, elle sortit se promener dans la rue.

III. — Alfred Laurent, 19 ans, ajusteur mécanicien, rue de la Corderie, n° 18. Le 7 décembre 1854, il éprouva, en se levant, de la lassitude et du mal de tête. Il put cependant vaquer à ses occupations ordinaires; mais, le soir, il se coucha sans manger. La nuit, il eut un peu de rêvasserie, sans fièvre.

Le 8, en se levant, il sentit la bouche glutineuse, de la céphalalgie et une sensation de brisement de tout le corps. Inappétence complète. Il alla à son travail; mais, à midi, il fut obligé de quitter l'ouvrage. Il éprouva alors des frissons et des vertiges. Une fois au lit, il fut pris de fièvre qui devint continue. Dès lors, il ne put se lever. La nuit, il était pris de délire, il parlait, gesticulait, appelait des personnes absentes. Pas d'épistaxis.

Le 12, je fus appelé. La figure présentait de l'animation, les yeux étaient vifs. Il se tournait et retournait dans son lit avec rapidité et brusquement. Il répondait assez bien aux questions que je lui adressais, pourvu qu'elles fussent très courtes. La langue avait sa largeur et son épaisseur ordinaires; elle était rouge sur les bords, croûteuse à son milieu. Soif médiocre; pouls à 115, irrégulier. Depuis deux jours, les matières alvines rendues étaient diarrhéiques et très fétides. Urines rouges et sédimenteuses; ventre tendu, douloureux à l'hypogastre, avec gargouillement manifeste ; deux taches pétéchiales à la partie antérieure et inférieure de la poitrine.

Je prescrivis la tisane et les lavemens de goudron. Mais voyant l'état d'exaltation du malade, je fis ajouter aux lavemens du matin et du soir : camphre en poudre, 85 centigrammes ; musc pulvérisé, 1 gramme. L'ordonnance fut parfaitement exécutée et régulièrement suivie. A partir du troisième lavement, tous furent gardés deux heures au moins.

Jusqu'au 17, pas d'amélioration notable ; le délire continua ; l'exaltatton des nuits, surtout, fut la même. Le malade parlait à haute voix ; parfois il prenait la position assise dans son lit. Seulement, le ventre perdit rapidement de sa tension et devint souple. C'est dans la journée du 17 que le calme commença à se montrer et que la fièvre devint moins intense. Dans la nuit du 17 au 18, il y eut encore de la loquacité, mais le malade ne quitta pas la position horizontale.

Le 18, la langue commença à devenir humide ; le regard perdit un peu de sa vivacité ; la peau présenta un peu moins de sécheresse et de chaleur. Pouls à 100. Je lui fis prendre le matin quatre cuillerées de bouillon qu'il digéra facilement. La nuit comme la précédente.

Le 19 et le 20, le pouls baissa et se trouva au chiffre moyen de 90. Deux fois il prit du bouillon dans le jour sans en éprouver la moindre incommodité. Pour la première fois, la nuit du 20 au 21 fut calme. Le 22, je fis cesser tou lavement, mais le malade continua l'usage de sa tisane. Le 28, il se leva dans la journée pendant une heure. L'appétit se fit sentir ; et, quelques jours après, il pouvait marcher et se promener dans sa chambre.

IV. — Lazare Priolaud, 26 ans, clerc de notaire, à Mausle. Depuis un an, il allait en maigrissant, quoique l'appétit fût conservé. Il éprouvait, le matin surtout, une toux d'un timbre généralement sec ; il rendait quelques crachats puriformes. Plusieurs fois déjà il avait craché du sang ; et M. le docteur Arlin, qui avait été appelé à lui donner des soins, avait constaté une respiration rude avec quelques bulles de craquement à la partie supérieure des poumons.

Le 17 février 1855, M. Priolaud, après avoir vaqué à toutes ses occupations habituelles, fut pris, dans l'après-midi, de céphalalgie, d'inappétence et de lassitude. Il se coucha sans prendre de nourriture. La nuit, pas de fièvre, mais des rêvasseries pénibles. Le lendemain matin, en se réveillant, il sentit la tête lourde, les sens obtus, la bouche visqueuse, sans fétidité de l'haleine, et une sensation de courbature générale. Il se leva à huit heures, éprouva dans le jour un peu de diarrhée, et fut obligé de se coucher à quatre heures du soir, parce qu'alors il sentait venir la fièvre et la prostration augmenter. Mais, dès ce jour, la toux et les crachats, qui existaient auparavant, disparurent et cessèrent pendant tout le cours de la période fébrile. Dès le lendemain, le facies prit un caractère de stupeur, la fièvre devint continue et intense, les matières alvines fétides, les urines sédimenteuses. Le confrère qui fut appelé diagnostiqua une fièvre typhoïde, et ne prescrivit que des lavemens de mauve et des compresses trempées dans l'eau de mauve à appliquer sur le bas-ventre. Je vis le malade pour la première fois le 24 février. Le facies présentait de l'hébétude ; l'intelligence était conservée, mais on était obligé de stimuler le malade pour le faire parler. Il était plongé dans un demi-sommeil. La langue offrait une rougeur générale, excepté à son milieu, où existait un enduit d'un jaune-grisâtre et adhérent. Soif médiocre. Une tache pétéchiale à l'hypochondre gauche. Ventre légèrement tendu, avec gargouillement prononcé à la fosse iliaque droite. Selles grisâtres et très fétides ; urines rouges et chargées de sédiment. Pouls à 108, mou, dépressible et ondulant.

Je fis part à mon confrère des bons résultats que j'avais obtenus de la médication goudronneuse dans la maladie typhoïde, et nous nous décidâmes à l'employer ici. Dès ce jour, on fit prendre deux lavemens de goudron qui ne furent gardés que quelques instans. Et comme cette odeur ne convenait pas au malade, il fit des difficultés pour en prendre de nouveaux. Le confrère ne chercha pas à contrarier ses désirs et il en revint à l'usage de l'eau de mauve. Mais la maladie continua ses progrès, et je fus appelé de nouveau le 1er mars. La prostration avait augmenté, la stupeur des traits était plus considérable, la langue était devenue croûteuse, les gencives et les dents s'étaient recouvertes çà et là d'une couche fuligineuse. Au sacrum, il commençait à se manifester une disposition gangréneuse de la peau, et déjà le docteur Arlin avait fait appliquer sur ces parties une plaque de taffetas d'Angleterre. J'insistai de nouveau sur la médication goudronneuse qui avait été abandonnée. Cette fois, en présence du péril où se trouvait le malade, cette médication fut rigoureusement suivie.

Je le revis le 6 mars. L'amélioration était notable. Le pouls était à 90 ; le facies présentait plus d'expression ; la langue commençait à perdre de sa sécheresse. Il avait pris ce jour-là deux cuillerées de bouillon qu'il digéra facilement. Le ventre était mou et non douloureux.

Le 10, il put se lever et resta deux heures assis et sans éprouver de fièvre. Mais le soir, la toux, qui ne s'était pas sentir pendant toute la période typhoïde, reparut et continua à se faire sentir.

Le 11 et les jours suivans, la fièvre revint avec frissonnemens le soir.

Les crachats devinrent très abondans et purulens. Dès le 19, en l'auscultant, je trouvais sur plusieurs points de la poitrine, surtout près du sommet, des râles de craquement humide, et dans les premiers jours du mois d'avril, il succombait à une phthisie aiguë : exemple remarquable au point de vue thérapeutique et au point de vue pathologique. Il montre, d'une part, la puissance de la médication goudronneuse contre la fièvre typhoïde ; et, d'autre part, il fait voir que deux perturbations morbides prononcées ne peuvent se développer simultanément au sein de l'économie. La plus violente fait taire la plus faible : *Vehementior obscurat alteram.*

Dans le traitement par le goudron, je n'ai recours d'ordinaire qu'à ce seul agent. Cependant, dans les cas de fièvre typhoïde à délire prononcé, j'associe au goudron le camphre et le musc, comme j'en ai montré un exemple plus haut. Dans deux autres circonstances, j'ai employé avec avantage, concurremment avec le goudron, le kermès en potion et les vésicatoires volans autour de la poitrine, pour combattre de nouveaux râles muqueux et sibilans qui rendaient la respiration difficile. Mais j'ai toujours proscrit la médication spoliative par les émissions sanguines ou les purgatifs répétés, parce que l'observation montre que les fortes hémorrhagies ou les évacuations alvines abondantes, loin de produire une modification heureuse chez le malade, ne font qu'aggraver sa position. Aussitôt que la fièvre commence à devenir un peu moins considérable, je prescris l'usage des bouillons. C'est à l'absence de tout traitement déplétif, à l'usage de la médication goudronneuse que je dois rapporter les convalescences courtes et le prompt rétablissement des personnes affectées de la maladie typhoïde qui ont été soumises au traitement que j'indique.

Paris. — Typographie Félix Malteste et Cᵉ, rue des Deux-Portes-St-Sauveur, 22.